ESSAI

SUR

LA THÉORIE DES HERNIES.

DE L'IMPRIMERIE DE CELLOT,
rue du Colombier, N° 3o.

ESSAI

SUR

LA THÉORIE DES HERNIES,

DE LEUR ÉTRANGLEMENT ET DE LEUR CURE
RADICALE ;

PAR F. P. RAVIN,

Docteur en médecine de la Faculté de Paris, membre correspondant
de la Société médicale d'Amiens.

> Chose admirable, que nature guérisse des
> maladies estimées incurables, si elle est
> tant soit peu aydée !
> *Ambr.* PARÉ, liv. 8, ch. 15, *de*
> *la curation des hargnes.*

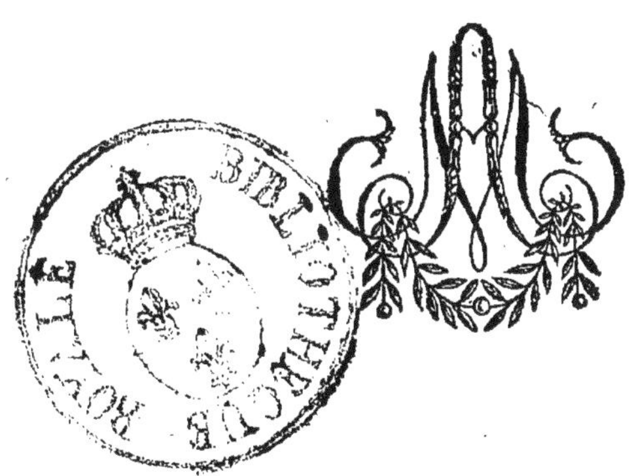

A PARIS,

CHEZ MÉQUIGNON-MARVIS, LIBRAIRE
POUR LA PARTIE DE MÉDECINE,
RUE DE L'ÉCOLE DE MÉDECINE, N° 3.

Avril 1822.

PRÉFACE.

Nous connaissons bien les maladies dans leurs apparences, et mal dans leurs principes. Tant que chacune d'elles n'aura pas sa théorie fixée, je veux dire tant qu'on n'aura pas trouvé l'explication véritable du mécanisme de chacune d'elles, n'imaginant pas comme elles se forment réellement, on ne saura jamais bien ce qu'il faudra faire pour les guérir. La pratique sera incertaine ; la physiologie médicale toujours imparfaite sera toujours variable, il s'établira des sectes, et l'on retrouvera de l'empirisme. « *Cur enim* » *potius aliquis Hippocrati credat quam Hero-* » *philo ? Cur huic potius quam Asclepiadi ?* »

Un des besoins les plus essentiels et les plus pressans de notre science est de revoir ses théories, de les refaire, de les rétablir sur des preuves incontestables, afin de lui donner des fondemens solides. Ce n'est pas l'œuvre d'un seul homme, ni d'un seul siècle.

La nature a des secrets difficiles à pénétrer, et il nous reste à éclaircir une foule de points qui seront encore long-temps obscurs. Ceux-là il faut les marquer et y porter autant de lumière qu'il est possible. Démontrer qu'il n'est pas temps encore de conclure, suspendre le jugement sur ces passages malaisés, c'est renverser les hypothèses, arrêter les écarts, prévenir les fautes, et ramener dans la droite voie de l'observation qui conduit si sûrement à la vérité.

Nous possédons sur les hernies une immense quantité de faits. Les recherches les plus heureuses et les plus utiles ont été faites depuis un demi-siècle par des hommes que leurs talens recommandent autant que leur esprit. Mais tout occupés de l'observation, ils ont négligé la théorie ; ils n'ont tiré de leurs découvertes que quelques inductions pratiques avantageuses à la cure des étranglemens. La thérapeutique y a gagné beaucoup de choses ; la théorie a peu fait de progrès. Il importe qu'elle en fasse.

Les matériaux étaient nombreux et de bon choix : j'ai pensé que le temps était venu d'élever l'édifice, et je l'ai essayé. Ma doctrine n'est pas la même que celle qu'on professe, mais elle est d'accord avec l'expérience, appuyée sur des principes physiologiques bien reconnus, et soutenue par des faits authentiques.

Puisque j'avais à traiter de théorie, je ne devais sortir des généralités pour entrer dans les considérations de détail, que quand elles devenaient nécessaires à mes démonstrations. Je n'avais donc rien à dire sur les espèces de hernies, suivant la place qu'elles occupent et suivant l'organe qui se déplace, ni de leur traitement suivant tous les accidens qui peuvent survenir.

J'ai pris, comme les anciens, l'entérocèle inguinale pour type : c'est à elle que j'ai rapporté toutes mes observations.

Je n'ai pas tiré de ma théorie toutes les conséquences utiles qu'elle renferme : il m'a suffi de montrer les plus importantes et d'en indiquer quelques autres. C'est à ceux qui liront cet écrit d'en adopter les principes, s'ils les trouvent suffisamment démontrés, et de se conduire ensuite d'après eux. Le praticien a bien moins besoin de préceptes que de règles. Son travail consiste à appliquer les principes et à modifier ingénieusement les moyens suivant les circonstances qui se présentent à lui; son talent est de le savoir faire, et il le trouve dans son intelligence et dans son instruction.

Je n'ai pas donné toutes les raisons que j'aurais pu faire valoir. Je ne combattais pas ; je n'ai pas tâché de vaincre, mais de convaincre, et je crois avoir fait assez pour cela. J'ai compté d'ailleurs sur le savoir et sur la bonne foi de mes lecteurs : ils ajouteront ce qui manque à mon travail, et ils achèveront de se persuader par les raisons qu'ils trouveront eux-mêmes, si celles que j'ai données ne suffisent pas. Aujourd'hui qu'on cherche la vérité avec ardeur, on l'accueille avec bienveillance.

Je ne saurais terminer cet écrit sans rendre à M. le professeur Duméril l'hommage de reconnaissance que je lui dois pour les secours obligeans dont il a bien voulu m'aider. Personne assurément ne rend service avec plus de grâce et de bonté, et ne sert avec plus de zèle une science qu'il honore et qu'il protége.

ESSAI

SUR

LA THÉORIE DES HERNIES.

CHAPITRE PREMIER.

Que le mécanisme des hernies n'est pas aussi bien connu qu'on le suppose, et qu'on professe sur ce point une doctrine défectueuse. — Comment se font les hernies. — Leurs causes. — Leurs différences. — De l'étranglement. — Qu'on ne l'a pas compris mieux que les hernies. — Ses espèces. — Leurs différences.

La hernie intestinale est une des afflictions les plus communes : elle expose à des dangers terribles. C'est une maladie toujours incommode, souvent douloureuse, parfois mortelle. Dans tous les siècles éclairés on a cherché les moyens de la guérir. Les Grecs, trompés par l'apparence, imaginèrent une fausse théorie et suivirent des méthodes absurdes. On s'est aperçu de leurs erreurs il n'y a pas long-temps encore. On a substitué à leur hypothèse une doctrine plus sensée, fondée aussi sur l'apparence qu'on a prise aussitôt pour la vérité, et dont tout le monde fut la dupe.

Les travaux récens de nos plus grands maîtres ont fait de cette maladie un des points de médecine le mieux éclairés (1). L'expérience a grandi sous leur main : mais la science, pour être avancée, n'est pas complète. Ces illustres hommes n'ont recherché que des faits, ils n'ont trouvé que des vérités secondaires. Dégoûtés de l'esprit d'hypothèse ou satisfaits de la nouvelle théorie, ils l'ont professée sans daigner revenir sur elle, et ne s'aperçurent pas qu'ils consacraient de leur autorité le faux système, en même temps qu'ils y sacrifiaient leurs précieuses découvertes.

Les Grecs avaient expliqué la sortie des intestins par la rupture ou le relâchement du péritoine. Galien, plus anatomiste et aussi bon observateur que ses devanciers, remarqua l'aponévrose du grand muscle costo-abdominal, et fit de son affaiblissement la cause principale des descentes. « Malgré sa force et sa roideur au pli de l'aine, » quelquefois, dit-il, ce tendon se relâche, et toute » la partie qu'il soutenait se détend comme lui ;

(1) On sait combien la science doit, sur cet objet, de faits précieux et de conseils utiles à MM. les professeurs Pelletan, Boyer, Scarpa, Dubois, Sœmmerring, Richerand, Dupuytren, Marjolin, Béclard, etc.

» alors quelque portion des intestins ou de l'épi-
» ploon qu'il supportait s'engage dans son ou-
» verture, et il se fait ce qu'on appelle une her-
» nie (1). »

Cette doctrine approchait de la vérité bien plus que celle des Grecs. Autrefois on n'y fit pas atten-tion; on la professe aujourd'hui. Cela surprendra bien du monde. Je félicite mon siècle de l'avoir préférée (2).

Anciennement on attribuait la rupture du péri-toine à de violentes contusions sur le ventre, à des sauts, de grands cris, une inspiration forte et pro-longée, à la grossesse, aux efforts que l'on fait pour lever et pour soutenir un fardeau pesant : on attribuait son relâchement à la paralysie ou à quel-que autre faiblesse (3).

De nos jours on reconnaît les mêmes causes pour les hernies qui se font avec violence, et l'on admet une faiblesse originelle ou une laxité contre

(1) Galen. *de Anat. admin.* lib. v, cap. 6, *de abdominis musculis.*

(2) Il y a peu de temps qu'on pense en cela comme Galien. Il a vieilli de dix-sept cents ans, et il n'y en a pas soixante que la doctrine des médecins grecs était encore en honneur. Les plus grandes têtes du dix-huitième siècle l'ont professée. C'était l'opinion de Verduc, de Dionis, de Louis même. Elle fut combattue par Ruysch, Haller et Morgagni.

(3) Cels. *medic.* cap. xvii, l. 7.
Paul. Ægin. cap. lxv, l. 6.

nature pour se rendre compte du relâchement qui arrive aux aponévroses en certains points de leur étendue. Dans ces cas de faiblesse on pense comme Galien, que l'intestin tombe parce que les aponévroses n'en peuvent plus supporter le poids. Nous ne sommes donc pas plus avancés sur ce point important de théorie, qu'on ne l'était il y a dix-sept siècles.

Galien s'était trompé. Dans tous les cas, ce n'est pas le relâchement de l'aponévrose qui détermine la chute des intestins ; c'est tout le contraire : la chute des intestins détermine le relâchement de l'aponévrose.

C'est toujours la pression, forte ou légère, de l'intestin sur l'aponévrose qui la fait ouvrir. Ordinairement il n'agit sur elle que par son poids (1) et de petites secousses occasionées par les mouvemens respiratoires, la marche, la course et d'autres exercices de la vie : dans certaines circonstances c'est une grande force qui le contraint à la presser violemment.

Mais la fibre aponévrotique résiste jusqu'à se rompre quand on agit violemment contre elle, tandis qu'elle cède et se laisse distendre autant qu'on veut, si la distension est lente et graduelle (2).

(1) Ce poids peut être plus ou moins considérable.
(2) Voyez Bichat, *Anat. gén.* t. III, p. 160 à 164.

Tout ce qui fait avec persévérance un léger effort sur les aponévroses est donc plus capable d'en dilater les ouvertures que ces rudes secousses qu'elles éprouvent quelquefois et pour ainsi dire par accident. L'habitude de rester debout, à genoux ou assis, celle d'aller à cheval, celle de marcher long-temps, de sauter, de chanter, de crier, de jouer beaucoup de la flûte ou de quelque autre instrument à vent, retenant sans cesse les intestins dans le bas du ventre, les forçant à presser toujours sur les anneaux aponévrotiques et à les frapper continuellement de leurs petites secousses, sont des causes puissantes de hernies, qui les produisent avec d'autant plus d'efficacité que leur manière d'agir est lente et parfaitement d'accord avec le mode de distension qui convient le mieux aux aponévroses.

La plupart des hernies qui paraissent s'être faites d'un seul coup, à l'occasion d'un grand effort, ont été favorisées par une dilatation préexistante des ouvertures, et produites par ces causes si faibles en apparence (1).

On trouverait bien souvent de ces hernies imparfaites sur les hommes qui meurent à l'âge de trente à soixante ans, si l'on prenait la peine d'y regarder.

(1) Ceci explique pourquoi il est si rare que l'ouverture supérieure du canal inguinal fasse étranglement.

Tout le monde n'a pas une égale disposition à contracter les hernies. Des personnes qui exercent de rudes métiers n'en ont jamais, d'autres qui mènent dans l'aisance une vie sédentaire en ont plusieurs.

Les personnes qui font de rudes métiers n'ont pas, comme on le croit, plus de hernies que les autres : il est seulement vrai qu'elles ont plus de hernies étranglées.

Rien ne s'oppose tant aux hernies que l'exercice, qui augmente la tonicité fibrillaire.

Au contraire, tout ce qui diminue cette tonicité y dispose singulièrement. Ainsi rien ne les favorise comme l'inertie musculaire et la faiblesse universelle où jette une vie inactive, une longue maladie, une longue diarrhée, l'ivresse ou le narcotisme et le chagrin.

Tout ce qui occasione dans le ventre des secousses répétées et des pressions même légères, les détermine peu à peu.

Tout ce qui rétrécit subitement l'abdomen et comprime violemment les organes qu'il renferme, les fait de vive force et sur l'instant.

Comme les intestins y occupent une grande place et sont les plus mobiles de tous ces organes, ce sont eux qui se déplacent le plus souvent.

Comme le canal inguinal et le canal crural sont placés au bas de l'abdomen et d'ailleurs les plus faciles à ouvrir de tous les passages qui s'y trouvent, c'est par là qu'ils sortent le plus souvent.

On a maintes fois reconnu que beaucoup de hernies, au lieu d'arriver d'une manière soudaine, se formaient avec lenteur et par degrés. Cette observation déjà faite par les anciens a été répétée par la plupart des auteurs qui ont écrit depuis eux sur cette maladie (1). Cela seul prouverait que cette espèce de hernie est très-commune. Je soutiens qu'elle l'est beaucoup plus que l'autre espèce. La plus grande partie des hernies se font lentement et imperceptiblement, et elles paraissent à l'occasion d'un très-faible exercice. Leur présence n'occasione sur l'instant aucun symptôme alarmant.

Celles qui se font de vive force et en un seul moment sont toutes, dès leur apparition, accompagnées d'accidens graves. Si ce n'est pas d'un étran-

(1) Entre autres : Corn. Cels. *de med.*, l. vii, cap. 18.
Galen., tom. 1, *finitiones medicæ*, 49.
Paul. Ægin., l. vi, cap. 65, p. 411, in-8°.
Paré, 8° livre, ch. 14, p. 232.
Félix Plater, *Prax.* tom. iii, cap. 2, p. 532, in-4°.
Dionis, 4° *Démonstrat.*, p. 274, 2° édition.
Louis, *Dict. de chirurgie*, tom. 1er, p. 530.
Sabatier, *Méd. opérat.*, tom. 1er, p. 49.
J. Cloquet, *Recherches sur les causes et l'anatomie des hernies*, p. 10.

glement parfait, c'est au moins de constriction, d'inflammation et de douleur.

C'est la seule espèce que l'on ait bien connue jusqu'à présent.

Le mode d'étranglement qui survient alors est le seul aussi que l'on ait bien compris. C'est à lui qu'on a rapporté toutes les autres manières si mal à propos, c'est par lui qu'on les a toutes expliquées avec si peu de raison ; c'est ainsi qu'on a caché la vérité sous l'apparence, et qu'on suit une pratique défectueuse pour avoir pris une fausse idée du mal.

L'étranglement se fait de deux manières comme la hernie. L'un arrive subitement et violemment en même temps que la descente : l'autre arrive long-temps après elle ; il s'établit lentement, il dispose peu à peu les parties qui doivent le former, et quand cette disposition est acquise, il n'attend plus qu'une occasion pour se déclarer.

La première espèce est toujours de celle qu'on a nommée inflammatoire ou aiguë ; l'autre comprend l'étranglement aigu et l'étranglement chronique. Mais ce n'est pas là leur différence essentielle.

L'une est formée par l'anneau, l'autre l'est par le collet du sac herniaire. L'une n'arrive guère qu'aux bubonocèles ou petites hernies récentes ; l'autre n'arrive jamais qu'aux oschéocèles ou grosses hernies plus ou moins anciennes. La première est la plus rare de toutes, la seconde est la plus commune.

Cette distinction toute nouvelle a sans doute besoin d'être prouvée pour qu'on l'admette (1).

~~~~~~

CHAPITRE II.

Que l'étranglement est formé par le collet du sac herniaire, quand il n'arrive pas en même temps que la hernie et que l'étranglement par le collet du sac est le plus commun. — Preuves. L'anneau une fois forcé n'est plus élastique. — La présence de l'intestin l'amollit et le détend de plus en plus. — Que l'intestin n'écarte pas doulou-reusement l'anneau quand il descend dans le scrotum. — Ce n'est pas l'anneau, c'est le sac herniaire qui souffre des gonflemens de la hernie. — Comment il arrive qu'il se ferme et comprime l'intestin. — Anatomie pathologique. — Utilité des suspensoirs. — Que l'étran-glement par le collet du sac a divers degrés, comme l'étranglement par l'anneau.

PERSONNE, je pense, n'est disposé à soutenir que l'étranglement arrive aux hernies d'un jour

(1) Ce sera sans doute bien disposer les esprits que de leur faire pressentir maintenant l'opinion que Richter et Scarpa auraient de ceci :

« Ces rétrécissemens (du sac herniaire qui font étrangle-ment) étant, dit Richter, le plus souvent l'effet de la pres-sion de la pelotte du bandage herniaire, on conçoit aisément qu'on ne rencontre *jamais* cette espèce d'étranglement dans les *hernies récentes*, mais seulement dans les *anciennes*, qui
~~~~~~

aussi souvent qu'à des hernies plus anciennes.
Donc si je prouve que l'anneau est incapable de
faire compression sur l'intestin quand il ne l'a pas
fait le premier jour, j'aurai prouvé que l'étranglement par l'anneau est le plus rare ; et si je prouve
que le sac herniaire le fait quand ce n'est pas l'anneau, j'aurai prouvé que l'étranglement par le sac
herniaire est le plus commun.

Un caporal faisait un grand effort pour lever un
lourd fardeau, il gagna une hernie. Quelques
symptômes de constriction se déclarèrent, mais
on parvint à réduire la hernie, et les accidens ont
cessé. Le lendemain, nouvelle sortie de l'intestin
qu'on n'a pas repoussé, et qui est resté cinq ans
dans le scrotum sans occasioner rien de fâ-
cheux (1).

ont été long-temps retenues par un bandage, et qui sortent
de nouveau. » *Traité des hernies*, tom. 1er, p. 123, trad.
de Rougemont.

Suivant Scarpa, « cette cause d'étranglement (l'épaisseur du collet du sac herniaire) est plus fréquente qu'on ne
le croit communément et que ne le pensent la plupart des
chirurgiens. » *Traité des hernies*, pag. 106, traduct. de
M. Cayol.

Plus loin, il assure décidément « que c'est la cause la plus
fréquente de l'étranglement. » P. 113.

(1) Analyse d'une histoire de hernie étranglée rapportée
par M. Larrey, et insérée dans le journal de Desault, tom. IV,
p. 101.

L'anneau qui avait été si évidemment forcé n'avait pas repris son ressort : le lendemain il était encore ouvert. Le lendemain il sortit un plus grand volume d'intestin que la veille, et cela se fit sans difficulté, sans accident, sans aucune opposition de la part de l'anneau.

Mais au bout de cinq ans le caporal sauta un fossé ; une grande longueur d'intestin descendit au scrotum, et la hernie s'étrangla. Était-ce l'anneau qui s'avisait tout à coup de se refermer au bout de cinq ans, lui qui n'avait pu le faire au bout de vingt-quatre heures ?

L'opération devint nécessaire, on la fit. M. Larrey incisa l'anneau, ainsi qu'un *collet* situé profondément et formé par *le sac herniaire* et l'épiploon.

Assurément rien n'est plus démonstratif que cette observation : voici les deux espèces d'étranglement représentées l'une après l'autre, et il est bien certain que l'anneau n'a pas fait le second, comme il est clair qu'il eût fait le premier, s'il eût cédé moins aisément.

Mais, forte ou faible, sa résistance n'est que momentanée. Quand il n'a pas fait d'étranglement au premier passage de l'intestin, il n'est plus possible qu'il en fasse après. L'anse intestinale engagée dans l'anneau l'empêche de se resserrer par sa présence seule ; et comme le volume de cette anse n'est pas toujours le même, comme il augmente ou diminue suivant qu'elle est pleine ou vide, il en résulte de petits mouvemens alternatifs de pression et de dilatation qui l'élargissent de plus en plus.

Les allées et venues continuelles de l'intestin qui rentre ou ressort, qui remonte ou redescend à travers l'anneau, au lieu de l'exciter à se restreindre, ne font que l'ouvrir aussi de plus en plus. J'ai vu sur des vieillards portant depuis long-temps de grosses hernies qu'ils ne contenaient jamais des anneaux assez larges pour y passer un œuf de poule (1).

Durant ces passages multipliés, il ne se fait contre l'anneau qu'un effort très-faible; car l'intestin ne sort pas en bloc ou en masse, comme on se le représente : seulement l'anse herniaire s'agrandit; une de ses branches glisse sur l'autre branche dans le canal inguinal, qui ne contient

---

(1) « L'anneau est d'autant plus dilaté et perd d'autant plus de son élasticité que la hernie est plus ancienne, qu'elle est sortie souvent et a été souvent réduite. » Richter, *Trait. des hern.* tom. 1, p. 119, § 89.

« Les ouvertures tendineuses à travers lesquelles se font ordinairement ces hernies, ne sont pas de nature à éprouver beaucoup de changement, et surtout ne sont point douées de contraction. » Lawrence, *Traité des hernies*, p. 50, trad. de MM. Béclard et Cloquet.

le plus communément que deux tubes d'intestin grêle, quel que soit d'ailleurs le volume de la hernie.

Comment donc comprendre l'étranglement consécutif à sa formation, en suivant l'opinion commune? Comment admettre qu'une nouvelle *masse* d'intestins s'engage dans l'anneau déjà occupé par une portion intestinale, qu'elle surmonte une nouvelle fois la résistance de l'aponévrose déjà vaincue, et que cette aponévrose, qui n'est plus élastique, revienne sur elle-même quand l'effort a cessé, pour comprimer les parties qu'elle embrasse ?

Si les choses se passent ainsi, pourquoi n'arrive-t-il pas d'étranglement chaque fois que l'intestin descend au scrotum ?

Mais elles se passent autrement. Quand la tumeur herniaire grossit, ce n'est pas l'anneau, c'est le sac péritonéal dont elle est enveloppée qui supporte un grand effort : lui seul est élargi, tendu, gonflé, souvent même outre mesure. Tandis qu'il s'amplifie dans le scrotum, pour recevoir l'intestin, il se fronce douloureusement dans l'anneau, et il est bien vrai qu'alors cette portion du sac embrassée par l'ouverture s'engorge et s'épaissit (1).

On conçoit sans peine qu'une membrane aussi

______

(1) Richerand, *Nosog. chirurg.*, t. III, p. 362.

sensible et aussi peu dilatable (1) que le péritoine,
doit beaucoup souffrir des distensions forcées, et
l'on sait que le sac herniaire y est singulièrement
exposé. Il s'enflamme dans l'anneau plus encore
qu'ailleurs, parce que c'est l'endroit où il est le
plus rudement tiraillé, frotté, irrité ; le sang y
abonde ; le tissu de la membrane s'y épaissit, et le
passage de l'intestin se rétrécit de jour en jour.

La récidive fréquente de ces descentes intesti-
nales et de ces souffrances du sac herniaire détermine l'étranglement. Dès que le collet de ce sac
est enfin devenu très-étroit, il arrive un moment
où quelque nouvelle chute de l'intestin le rétrécit
encore et achève de le fermer. Dès lors la hernie
est serrée, pressée, bridée, d'autant plus fort

(1) Voyez Bichat, *Anat. générale*, tom. IV, p. 52 et 53.
On pourrait objecter à cette raison ce qui se passe dans les
hernies ischiatiques. Je sais bien aussi qu'on voit parfois
des hernies scrotales très-volumineuses qui descendent jusqu'au milieu de la cuisse; mais ce que le péritoine éprouve
alors est autant un déplacement qu'une distension. D'ailleurs
il n'en est pas plus à son aise. Remarquez aussi que les
adhérences qui s'établissent si souvent entre l'anneau et le
sac herniaire, bornent considérablement ces déplacemens,
quand elles sont complètes, ou les rendent très-douloureux
quand elles ne sont que partielles. D'un autre côté l'inflammation dont le sac ne tarde pas à être pris, lui fait
perdre beaucoup de son extensibilité, et le rend en même
temps plus sensible encore.

que le dernier tiraillement du sac a été plus rude (1).

On croit communément le mécanisme de la hernie et de l'étranglement si bien connu, qu'on ne songe pas à vérifier l'opinion qu'on s'en est faite. Mais qu'on se détrompe et qu'on examine les cadavres des malheureux qui sont morts de hernies étranglées; la chose en vaut bien la peine. Si l'étranglement a été consécutif et surtout s'il est venu sur une hernie déjà ancienne, on y trouvera les bords de l'anneau élargis, amollis, épaissis; le collet du sac herniaire y sera extrê-

(1) Beaucoup d'auteurs très-recommandables ont attribué à la pression du bandage l'épaississement du collet du sac herniaire. M. Cruveilhier, qui est de ces auteurs, déclare qu'il faut admettre encore d'autres causes de ce rétrécissement, celle-là n'étant pas applicable à tous les cas. *Essai sur l'Anat. path.*, tom. II, p. 278. — Theden pense qu'on peut expliquer ce phénomène sans avoir recours au bandage, puisqu'on a trouvé le sac épais dans des hernies pour lesquelles on n'en avait jamais fait usage. *Neue Erfarhrungen*, tom. II, p. 106; d'après Rougemont, p. 44 de sa traduction de Richter, tom. I.

Ces faits, la forme et la position du rétrécissement, et l'épaississement que le sac entier éprouve aussi-bien que son col, parce que l'un et l'autre ont été long-temps enflammés avant d'en venir à former un étranglement parfait, me font penser que non-seulement *on peut*, mais encore qu'*on doit* expliquer ce phénomène par une autre raison que la pression du bandage.

mement rouge, gonflé en bourrelet, faisant dans l'anneau même un second anneau charnu, épais de plus d'une ligne, fort peu ouvert, solide, dur à la circonférence centrale qui presse l'intestin, s'amollissant et s'amincissant vers l'anneau fibreux. Le péritoine qui formait le sac sera enflammé dans toute son étendue, et pour preuve qu'il l'aura été bien des fois, il sera lui-même épaissi. Le péritoine qui est au-dessus de l'anneau sera de même épais et rouge, et cette rougeur s'élèvera sur la paroi abdominale en s'y perdant par nuances insensibles (1).

Plus les descentes ou les gonflemens de l'in-

(1) Jusqu'à présent les intestins avaient eu toute l'attention des observateurs qui semblaient n'avoir pas jugé le péritoine et l'anneau aussi dignes de considération. M. Cruveilhier, dans le deuxième volume de son *Essai sur l'Anatomie pathologique*, a rapporté un grand nombre de transformations organiques qu'il avait trouvées dans les hernies. Ses observations regardent principalement le sac herniaire et l'intestin. On n'y trouve que ceci sur les altérations des tissus aponévrotiques, et ce passage m'est trop favorable pour que je ne le rapporte pas. « L'expansion aponévrotique » du *fascia lata* et de l'anneau est susceptible de s'épaissir » beaucoup et de perdre cet œil resplendissant qui la carac- » térise. Dans les hernies anciennes, il est souvent impos- » sible de dire où finit l'anneau et où commence cette ex- » pansion. » P. 261. Donc l'anneau qui se confond avec elle, prend part à sa maladie, et comme tous deux sont de même

testin sont répétés, et les distensions du sac herniaire fortes et nombreuses, plus aussi le collet de

nature, ils doivent éprouver des altérations pareilles sous
l'influence des mêmes causes.

Plus récemment, M. J. Cloquet a rassemblé avec beaucoup d'art, dans un ouvrage très-connu, * un grand nombre
d'observations curieuses sur les altérations et les déplacemens du sac herniaire. Ce que je viens d'avancer sur les altérations du collet du sac y est démontré (chap. III, p. 33);
mais il ne dit rien de l'anneau. M. Cloquet se propose de
publier bientôt d'autres recherches sur les parties qui en-
vironnent le sac et sur celles qui s'y trouvent contenues. Les
amis de la science ne peuvent s'empêcher de le désirer vive-
ment. Sans doute qu'alors il nous parlera des altérations
morbides de l'anneau, de celles du tissu cellulaire qui en-
toure le collet du sac herniaire, et de celles du péritoine sur
les parois abdominales. On sait déjà par des observations
très-bien faites que le tissu cellulaire qui recouvre immédia-
tement les membranes séreuses prend toujours une grande
part à leur inflammation. Cela a surtout été remarqué dans
les péritonites. On sait aussi que la transformation fibreuse
du tissu cellulaire qui revêt le sac herniaire est très-commune, et qu'il est ordinaire de trouver ce tissu épaissi, al-
téré, changé d'apparence et de forme, dans les hernies anciennes étranglées, tandis qu'il montre son apparence et sa
disposition naturelles dans les hernies récentes qu'on opère.
Scarpa, conduit à cela par un grand nombre d'observations,
avait cru pouvoir assurer que le sac herniaire ne s'épaississait
que par l'inflammation, et que dans la plupart des cas c'était
au tissu cellulaire qu'il fallait rapporter les épaississemens

____

* *Recherches sur les causes et l'anatomie des hernies.*

ce sac s'épaissit et plus on est menacé d'étranglement : il suffit qu'une hernie ait existé quelques
mois, même quelques semaines, pour que ce passage soit déjà rétréci.

qu'on a observés (*Traité des hernies*, p. 53 et suiv.). Il ne
croyait pas l'inflammation du sac herniaire aussi commune
qu'elle l'est réellement, et il n'a pas vu les rapports qui exis-
taient entre le sac enflammé et les altérations du tissu qui le
recouvre. En effet le sang qui doit traverser ce tissu pour
arriver jusqu'au sacherniaire, doit y abonder quand il afflue
dans ce sac. Après cela l'irritation se propage de l'un à l'autre,
et la cause qui la produit ne cessant pas d'agir, le mal per-
siste et augmente. Considérez aussi combien l'organisation
des membranes séreuses a d'analogie avec les lamelles
cellulaires ; il ne sera plus étonnant qu'elles s'adhèrent et se
confondent comme on l'a vu. On concevra donc que le tissu
cellulaire renfermé dans le canal inguinal, s'enflammant
et se gonflant avec le collet du sac herniaire, contribue
beaucoup à son endurcissement et à son rétrécissement, et
que les transformations fibreuses et cartilagineuses du sac
doivent arriver beaucoup plus souvent en cet endroit qu'en
une autre partie de son étendue.

Je prie aussi de remarquer qu'on ne doit trouver des
traces d'inflammation aussi vives que je les ai représentées,
que dans les cas où la mort a été produite par l'étranglement
de la hernie.

Et quoique cela n'ait pas un rapport très-direct à ma
dissertation, j'ai recommandé de ne pas oublier que dans
les cas où l'intestin a été blessé par la bride qui le comprimait, il l'est à chaque extrémité de l'anse qu'il formait dans
le sac herniaire, par conséquent en deux endroits.

On conçoit maintenant de quel avantage est un bon suspensoir. Le meilleur de tous est le brayer à ressort ; mais quand les malades ne peuvent pas ou ne veulent pas s'y assujettir, il faut avoir recours aux suspensoirs ordinaires. Je les oblige à les faire de cuir ou de toile forte, et le plus étroits possible. Cette poche extérieure double la poche herniaire ; elle la protége, elle la soutient, elle s'oppose aux chutes et aux gonflemens considérables de l'intestin, et aux distensions douloureuses qui en seraient le résultat. Ainsi les souffrances de cette poche sont moins vives, ses tiraillemens sur l'anneau moins rudes et moins nombreux, ses inflammations plus rares et plus faibles. Le passage de l'intestin se ferme plus lentement et l'on évite l'étranglement, ou on le retarde.

Ce n'est pas seulement la présence de l'intestin qui produit la distension du sac herniaire ; ce n'est pas non plus cette raison seule qui l'amène toujours à se fermer. Un gros amas de matières fécales, un grand développement de gaz, un peloton de vers, ou de quelque matière étrangère parvenue dans la hernie, en peuvent augmenter le volume, tourmenter le sac et décider aussi l'étranglement.

Son mécanisme n'en reste pas moins le même : c'est toujours le sac herniaire qui souffre, et le collet de ce sac qui comprime l'intestin.

Si cette espèce d'étranglement ne varie ni dans

le mode , ni dans la forme , elle varie du moins dans l'intensité et dans le temps qu'elle met à se former. Ces rétrécissemens excessifs ne se font pas tous au même degré ni avec la même promptitude. Quelquefois l'extension forcée du sac herniaire qui doit achever de le fermer , se fait tout d'un coup avec violence : l'intestin descend beaucoup, ou se gonfle excessivement en un instant.

D'autres fois la distension du sac et la constriction de la hernie se font longuement et par degrés : 1° l'intestin descend lentement , 2°-ou bien les gaz abdominaux s'y amassent et s'y dilatent peu à peu, 3° ou bien encore le *stercus* qui s'y est arrêté s'y accumule à chaque digestion et le gonfle à longs intervalles. Ces trois espèces d'étranglement graduel comprennent tout ce qu'on entend par étranglement chronique ou d'engouement. Ils ne se font pas avec la même lenteur. Celui qui vient d'un engouement réel est le plus lent de tous , et chaque fois qu'il arrive, ses progrès ne sont pas toujours également tardifs.

L'étranglement par l'aponévrose a aussi ses degrés ; il peut se compter de la pression la plus légère à la constriction la plus rude ; mais il se fait toujours en un moment, et prend de suite la force qu'il doit avoir.

Richter a parlé d'un étranglement spasmodique :

je pense avec M. Lawrence qu'il n'y a point de motif suffisant *pour l'admettre.*

~~~~~~

CHAPITRE III.

Suite des preuves. — Opérations des hernies étranglées. — Méthodes diverses. — Rectification de l'opinion à ce sujet. — Que dans toutes on a coupé le sac herniaire seul ou le sac herniaire et l'anneau, et que quand on a coupé l'anneau, le plus souvent ce n'était pas nécessaire.

LES anciens, qui opéraient si souvent pour la cure radicale des hernies, n'osèrent jamais le faire pour lever un étranglement : ils croyaient qu'il n'était pas alors possible d'employer le scalpel sans péril.

A la fin du seizième siècle seulement, on eut l'idée de remédier par une opération à cet accident terrible. L'honneur de cette belle pensée reste à Franco ; il faut l'inscrire parmi les bienfaiteurs des hommes.

Voici cette opération telle qu'elle est décrite dans Paré (1) : « Le malade sera situé sur un lit ou sur » un banc ; puis luy sera faicte incision en la partie » supérieure du scrotum, soy-donnant bien garde » de toucher les intestins. Après, faut avoir une

(1) Paré, viii⁰ livre, 15⁰ chapitre.
~~~~~~

» cannule d'argent, grosse comme une plume d'oye,
» ronde d'un costé, cavé de l'autre. Icelle sera mise
» dedans l'incision et poussée le long de la produc-
» tion du péritoine pour faire incision et ouverture
» sur la cavité d'icelle cannule, de peur de toucher
» les intestins du rasouër. L'ouverture suffisamment
» faicte, on réduira les intestins peu-à-peu dedans
» le ventre ; et subit on fera une cousture, en cueil-
» lant et comprenant du dict processus tant pro-
» fondément qu'il en soit restressi : ce qui sera
» cause qu'après la cicatrice la descente ne se
» pourra plus faire au scrotum. »

Quand les anciens voulaient guérir les bubonocèles, ils faisaient la même opération (1). Ainsi
Franco ne l'a pas inventée ; mais ce n'est pas non
plus de cela que je veux le louer. En appliquant
cette opération aux étranglemens, il a prouvé que
l'impuissance de ses devanciers était l'effet d'une
vaine terreur ; il a donné un salutaire exemple,
il a montré qu'il était possible d'échapper à un
accident mortel, il a fait entrer dans la bonne

______

(1) Pauli Ægin., lib. vi, c. 66, p. 412 et 413, in-8°.
— Aetii Amid. *tetrab.* iv, *sermo* iv, *cap.* 101, *de hernia
inguinis mulierum.* — Cette opération renouvelée des anciens a reparu diverses fois sous les noms de points dorés
et de suture royale. Lisez *Paré*, liv. viii, chap. 16, 17 et 18,
et *Dionis*, quatrième démonstration, p. 285, deuxième
édition.

voie les médecins de son siècle, et il a forcé
leurs successeurs à imaginer des opérations plus
parfaites en cela, qu'elles frappèrent mieux le
but, et que sans doute ils n'auraient pas sitôt
pratiquées, s'il n'eût pas dès lors proposé la
sienne.

Après avoir exposé la méthode de Franco,
Paré ajoute que « s'il y a dans la hernie si grande
» quantité de matière fécale qui y soit endurcie,
» par sa trop longue demeure, ou par l'inflamma-
» tion, que la réduction ne se puisse faire, il faut
» par nécessité inciser *la production du péritoine*
» *jusques à l'intestin*, et mettant la cannule précé-
» dente *dedans* icelle production, la lever contre-
» mont, et faire incision dessus *en montant vers le*
» *ventre*, et y faire *si bonne ouverture* que l'intestin
» puisse être réduit. Puis se fera la cousture gastro-
» raphie, cueillant ledict processus, afin de rendre
» la voie plus étroite. »

Cette opération est certainement bien différente
de la première. Puisque Paré ajoute aux conseils
de Franco celui d'ouvrir la production du péritoine, il devient clair que Franco ne l'ouvrait pas,
et qu'il n'avait pas l'intention de débrider. Il dé-
couvrait seulement le sac herniaire afin d'avoir
plus d'aisance et de force à repousser les parties
déplacées, et il se servait de cannule de peur de
les blesser, en faisant l'incision profonde qui dé-

vait les découvrir. Paré au contraire voulait mani-
festement élargir le passage de l'intestin, assez
pour qu'il devînt possible de le repousser. Il savait
« que sa réduction ne peut être faicte à cause que le
» processus n'est assez dilaté. »

Cette opération ne devait pas constamment réussir : le débridement se faisait sans règle. Félix
Plater, dont le livre fut publié vingt ans après
celui de Paré, écrivait qu'il fallait bien y avoir
recours, même sur l'aine, quand il était impossible de repousser autrement les intestins. On avait
l'espérance qu'*étant mis à nu*, et le passage par
lequel ils étaient sortis étant *découvert*, on saurait
mieux les replacer.

Mais il arrivait que cela était plus difficile encore, à cause de la douleur ; et plus d'une
fois on a percé l'intestin. Plater a pratiqué
lui-même cette opération ; le plus souvent il n'a
produit aucun bien : il lui est venu dans l'esprit
d'avoir ainsi occasioné la mort du patient, mais
il s'est consolé en songeant qu'il serait mort de
même si la hernie ne fût pas rentrée. Il a vu cependant qu'on réussissait quand l'intestin s'était
échappé par une *rupture du péritoine* faite ailleurs
que dans l'aine, parce que la tumeur n'étant presque
pas gonflée , on était plus sûr de le découvrir sans
le blesser : il était aussi plus aisé de trouver l'ouverture du péritoine , et d'y repousser tout ce qui

en était sorti après l'avoir quelque peu dilatée avec le doigt (1).

Voici donc comme on avait compris Paré! On lui prêtait les motifs de Franco qu'il n'avait pas, et on agissait à son exemple dans un dessein bien différent. On s'est plaint après cela de n'avoir pas réussi toujours! Il est vrai que ses préceptes étaient trop vagues pour qu'il fût possible d'agir en sûreté : on devait donc opérer en tremblant, découragé d'ailleurs par les mauvais succès et intimidé par cette pensée, qu'une réussite ne serait jamais qu'un heureux hasard.

Si je voulais me servir de l'autorité de Paré, je ferais remarquer que ce n'était pas l'anneau, mais le prolongement du péritoine qu'il conseillait de couper, et je lui ferais honneur d'avoir su déjà que le sac herniaire fait *communément* l'étranglement, à la honte de mon siècle, qui ne le croit pas encore. Mais cette façon de voir était une conséquence de la doctrine grecque qu'il suivait, et il n'y a pas là de quoi le glorifier.

Laissez donc au dix-huitième siècle l'avantage d'avoir trouvé l'incision de l'anneau, et une méthode sûre pour faire cette opération hardie. C'était le troisième pas vers le bien : espérons qu'on ne tardera pas à faire le dernier. Je n'adresse

(1) Fel. Plater. *Praxeos*, tom. III, pag. 544, quatrième édition.

qu'un reproche aux inventeurs de cette méthode ? c'est de l'avoir appliquée à tous les cas d'étranglement, s'imaginant que tous étaient produits par l'anneau, comme si cette imagination n'aurait pas eu besoin d'être prouvée avant d'y croire et de la donner comme principe.

L'opération que les Duval ont pratiquée, et que Pigray a décrite, était plus hardie encore. Il fallait faire ouverture au ventre au-dessus des anneaux, pour dégager les intestins du passage où ils étaient pressés, en les tirant de bas en haut. Et s'il était impossible de réussir ainsi, on agrandissait l'ouverture qu'on venait de faire ; on l'abaissait jusqu'à l'endroit de la compression, en coupant *la peau, les muscles* et *le péritoine.* On protégeait l'intestin avec le doigt ou une sonde cannelée.

Comment concevoir de pareilles témérités ? On tremble en songeant que ces opérations étaient proposées et pratiquées par des hommes, habiles d'ailleurs, mais ignorans ou mal instruits sur ce point ; et l'on demeure étonné quand on pense qu'un esprit ferme, solidement appuyé sur une parfaite connaissance du mal, n'aurait pas osé plus.

Quoi qu'il en soit, je prends pour moi les succès que cette méthode a procurés. On ne coupait pas les bords de l'anneau qu'on accuse d'ordinaire de former l'étranglement ; et cependant on débridait, on guérissait. Il est donc clair que l'anneau ne faisait pas l'étranglement, et l'on verra que c'était l'entrée du sac herniaire si l'on se représente bien l'opération, si l'on considère qu'il n'était besoin d'abaisser l'incision que jusqu'au plus étroit du canal inguinal, où se faisait la compression de l'intestin; que même parvenu à cet endroit, on restait encore beaucoup au-dessus de l'anneau, puisqu'on devait se trouver assez près de l'orifice interne du canal, parce que le sac herniaire s'appuyant principalement sur les bords de cet orifice pour supporter le poids et les nombreuses dilatations des intestins, c'était là aussi qu'il devait s'enflammer et s'étrécir davantage; que l'incision se faisant, pour agrandir l'ouverture, de dedans en dehors, sur une sonde cannelée introduite dans l'orifice interne du canal, on ne manquait jamais de couper cet orifice et celui du sac herniaire qui le recouvrait; et qu'enfin l'orifice du sac comprimait seul, puisque étant coupé, l'anneau demeurant dans son entier, l'étranglement se dissipait.

Si l'on m'objectait les nombreux succès de l'opération suivant le dix-huitième siècle; je les repousserais, par la même raison que je ne veux pas m'en autoriser. On incise toujours l'anneau, il est vrai; c'est le but principal : mais en même temps on ouvre le sac herniaire, on introduit dans le passage des intestins, sous la bride même qui les étreint, un bistouri avec lequel on coupe le collet du sac avant même d'inciser l'anneau.

Voilà pourquoi cette méthode est honorée par tant de réussites, pourquoi on la croit si excellente qu'il n'est plus besoin d'en chercher d'autre, et si parfaite qu'il n'est plus nécessaire de la modifier. Elle porte coup sur toutes les causes du mal.

J'en conviens ; voici le nœud tranché. Mais la science, où est-elle ? Doit-on se conduire en aveugle quand on peut agir avec discernement ? Pourquoi couper ce qu'il est utile de conserver, et affaiblir ce qu'il faudrait renforcer ? Inciser les anneaux n'est pas seulement faire une opération douloureuse et pleine de danger, c'est nuire, en agrandissant plus encore des ouvertures dilatées qu'il est si important de rétrécir. On ne devrait s'y résoudre que quand elle est indispensable. Avant de la pratiquer il faut donc être bien certain que l'étranglement est fait par les anneaux. Est-ce que s'il était possible d'y passer le doigt, malgré l'intestin qui semble les remplir, il serait raisonnable de le leur attribuer ?

Autrefois quand on avait une hernie à débrider, on passait sous la bride une sonde cannelée sur laquelle on faisait glisser un bistouri droit, non pas pour couper la bride, mais pour couper l'anneau. Souvent on réussissait ; souvent aussi le mal n'était qu'affaibli : des symptômes de constriction persistaient. C'est qu'on s'était trop hâté de redresser le bistouri contre l'anneau, et que n'étant pas assez enfoncé dans le canal inguinal, il n'avait ouvert qu'imparfaitement le collet du sac herniaire. On a modifié le procédé. On se sert maintenant d'un long bistouri courbe, concave sur le tranchant, qu'on fait passer sous la bride jusque dans le ventre : en le retirant on incise l'anneau et le canal inguinal dans tout son trajet. Ainsi toutes les brides qu'il renferme sont coupées, et l'opération réussit presque constamment (1).

Ne pourrais-je pas tirer profit de cet argument?...

Le bistouri courbe qu'on insinue aujourd'hui

(1) Il arrive quelquefois que la bride qui serre l'intestin est située dans l'abdomen beaucoup au-dessus du canal inguinal. Dans ce cas le bistouri qui n'a fait que traverser l'anneau n'a pas pu l'atteindre, et l'opération n'a pas réussi.

Il est d'autres cas extraordinaires et compliqués où l'étranglement est produit par l'épiploon qui enlace l'intestin, par des adhérences formées dans le sac herniaire, par des rétrécissemens et des déchiremens de ce sac, dans lesquels il s'engage. Ce n'est plus alors un étranglement régulier, mais un accident dont les exemples sont assez rares, et qu'il est essentiel de connaître, parce qu'il faut être en mesure contre tout.

Il est clair qu'alors on ne réussirait pas en incisant le canal inguinal, puisque le mal serait autre part.

dans le canal inguinal n'est pas conduit sur une
sonde : on le conduit sur *un doigt glissé dans l'anneau*, comme il est enseigné dans les livres (1). Eh
quoi! l'on a pu écrire ceci, et ne pas en sentir
l'inconséquence (2)!

J'en appelle maintenant aux hommes expéri-
mentés sur ce point, qui raisonnent et qui s'obser-
vent quand ils agissent. Je leur demande si ce n'est
pas là leur pratique, et si le plus souvent ils n'y
réussissent pas.

C'était aussi la pratique de Bell. Quand il avait
une hernie crurale à débrider, de peur de blesser les
artères, il coupait de dehors en dedans l'arcade
aponévrotique, et pour cela « il portait *le doigt*
» *sous* l'arcade, aussi *profondément* qu'il était pos-
» sible (3)...... »

Voyez, maintenant : combien de fois a-t-on
coupé les aponévroses, quand il eût été profitable
de les respecter ?

Le collet du sac herniaire n'est pas toujours également près de l'anneau ; l'anneau lui-même n'est

---

(1) Louis, *Dictionnaire de chirurgie*, tom. 1, p. 535. —
Sabatier, *Médecine opérat.*, tom. 1, p. 90. — Richter,
Traité des hernies, tom. 1, § 202, p. 274.

(2) M. Rougemont s'en était aperçu. Lisez à la page 277
de sa traduction de Richter une des savantes notes qu'il y a
jointes.

(3) Sabatier, *Médecine opérat.*, tom. 1, p. 151.

pas toujours également ouvert et ramolli. Aussi
arrive-t-il quelquefois qu'il soit assez large, et que
le col du sac en soit assez éloigné pour qu'on puisse
couper l'un sans l'autre, en faisant l'opération suivant la méthode commune. On a déjà bien des
exemples de cas semblables; un nombre imposant
d'observations encore nouvelles en ont fait preuve:
je puis les citer tous en ma faveur. La nature elle-
même s'est chargée de prouver ce que je soutiens:
elle en a fait l'analyse et la démonstration. Il n'est
pas rare, comme on le croit, que les bords du sac
péritonéal fassent l'étranglement (1); ce qui est
rare, c'est que l'anneau et le collet du sac soient
assez séparés pour que celui des deux qui comprime
devienne visible à tous les yeux, et que les esprits
les plus mal prévenus soient forcés de le recon-
-naître.

(1) Voyez ce qu'on en pense aujourd'hui même, dans le
traité de Richter, tom. 1, § 92 et 93, et dans celui de
M. Lawrence, p. 51 et 190. — Voyez aussi la note de la
page 9 de cet écrit.

CHAPITRE IV.

Qu'il faut modifier l'opération pour la plupart des cas de hernies étranglées. — Ce qui indique s'il faut opérer suivant la méthode ordinaire ou suivant celle que je propose.

J'avais fait la plus grande partie de ces réflexions quand on vint me demander, le 15 octobre 1819, pour Joseph Pénel, d'Arrest, qui souffrait d'une hernie étranglée. C'était un homme d'une haute stature, maigre, fort, âgé de cinquante-cinq ans, et faisant le rude métier de laboureur. Il avait depuis vingt années une hernie crurale, et il portait fort négligemment le bandage herniaire. Toutes les nuits il le défaisait ; le matin, à son réveil, il le remettait, s'il y pensait. Le 14 octobre il fit à cheval un voyage de quatre lieues : il avait oublié son bandage. Bientôt il sentit quelque douleur dans l'aine malade. Il vint à bout d'achever son voyage ; mais pendant le retour les douleurs furent plus vives ; il eut des coliques et envie de vomir, puis il vomit. En arrivant il se coucha ; le repos adoucit pour un moment ses souffrances ; néanmoins les douleurs de l'aine et les coliques persistèrent. Au milieu de la nuit le vomissement reparut, les douleurs devinrent pires. Au lever du jour, il n'y pouvait plus tenir : il fit appeler M. Cormon, de Franleu, son chirurgien ordinaire. M. Cormon essaya vainement de faire rentrer l'intestin. Il saigna le malade, le mit au bain plusieurs fois, couvrit la hernie d'émolliens, fit donner des lavemens et pratiqua le taxis à diverses reprises, sans en retirer aucun avantage. Il jugea l'opération indispensable, et me fit prier de la venir faire. La tumeur, qui était à l'aine gauche, n'était pas fort grosse; j'essayai aussi de la faire rentrer; j'employai l'eau froide à petites douches durant un quart d'heure et le taxis : mais voyant que je n'y pouvais parvenir, je me décidai à faire l'opération. Le malade m'en priait. Je découvris l'intestin; il n'y avait point d'eau dans la poche herniaire, qui était doublée d'épaisseur et rouge : les vaisseaux de l'anse intestinale se dessinaient par traits d'un violet obscur sur un fonds couleur de bistre. Je ne tirai pas sur l'intestin; mais je l'abaissai au niveau de l'arcade crurale qui était bien découverte : je ne vis là aucune marque de compression. J'insinuai sous l'arcade la tête de ma pince, je pus encore abaisser l'intestin et me faire jour entre l'aponévrose et lui. J'essayai de placer sous l'arcade le bout du doigt indicateur, j'y parvins avec un peu de difficulté, mais sans effort, car je n'en voulais faire aucun. Il était clair pour moi que cette aponévrose ne comprimait pas, et je n'ai coupé que le collet du sac herniaire : l'étranglement fut levé. L'anse intestinale était ecchymosée à chaque extrémité de ses branches, à l'endroit de la compression. Nous l'avons remise en son lieu, et nous avons réuni de suite les bords de la plaie. Le malade soulagé, ne souffrant plus, ne vomissant plus, se répandait en nombreuses expressions de bien-être.

Je lui fis donner trois bouillons par jour, de l'eau d'orge, des lavemens tièdes, et j'exigeai qu'il restât couché sur le dos, les cuisses élevées et soutenues, aussi constamment qu'il le pourrait. Deux jours après, nous avons levé l'appareil : toutes les choses allaient bien. Je le laissai entre les mains de M. Cormon, lui conseillant de ne mettre sur la plaie rien autre chose que de la charpie, et de retenir long-temps son malade sur le dos. Mais il ne fut pas possible d'y songer. La plaie se ferma très-vite. Aussitôt qu'il put souffrir le bandage, il le mit et se leva. L'opération avait été faite un samedi à quatre heures du soir, le troisième dimanche après il était à la messe (1).

Joseph Pénel est venu me voir plusieurs fois depuis ce temps. Il a au lieu de la plaie une cicatrice enfoncée, très-solide. Il y a déjà long-temps qu'il ne

---

(1) M. Cormon est mort quelques mois après d'un accident affreux, il fut écrasé sous son cheval. Son amour pour l'humanité, son zèle à la servir, son désintéressement, son savoir, sa prudence, l'ont fait regretter.

porté plus de bandage, et sa hernie ne reparaît pas.

Cette observation me confirmait singulièrement dans ma façon de penser. Ce n'était pas un de ces cas rares observés par Ledran, Lafaye et d'autres encore, où le collet de la poche péritonéale est loin derrière l'anneau ; c'était un cas des plus ordinaires où les choses se présentaient comme il arrive communément. Toutefois je ne voulus pas décider sur un seul fait, malgré l'assurance que me donnaient toutes les considérations qui précèdent. J'attendis de nouvelles occasions et je cherchai d'autres exemples. L'occasion ne me revint pas ; mais j'appris que je n'étais pas le seul ni le premier qui ait tenu une pareille conduite.

Sabatier raconte l'histoire suivante : « J'étais parvenu à réduire les intestins étranglés dans une hernie inguinale ; mais au lieu de rentrer peu à peu et de faire entendre à la fin le gargouillement ordinaire, ils étaient rentrés en masse et sans bruit. La hernie fut soutenue avec un bandage. Les accidens dont le malade était attaqué ne se dissipèrent point. Il continua à ressentir de vives douleurs dans le ventre, et à avoir des tranchées et des vomissemens fréquens, sans rendre ni vents ni matières par les voies naturelles. Le ventre était tendu. L'ouverture de l'anneau était assez *large* pour que je pusse y introduire *deux doigts* à travers les tégumens. J'y sentais profondément une tu-

meur ronde qui venait en frapper l'extrémité lors-
que je faisais tousser ou moucher le malade. Il me
fut facile de reconnaître qu'il y avait un étranglement intérieur, et que rien ne pouvait sauver le
malade que l'opération , en cas que je fusse assez
heureux pour pouvoir faire sortir la hernie. Je le
fis lever et je le fis moucher avec force. La tumeur
reparut ; j'opérai. Le *sac herniaire* se trouva épaissi
et resserré *à l'endroit de l'anneau*. Je me contentai
de l'inciser (le sac herniaire) sans *toucher* à cette
partie (l'anneau). Bientôt les accidens se dissipèrent , et j'eus la satisfaction de guérir le ma-
ladé (1). »

On trouve dans le journal de Desault une histoire de bubonocèle étranglé, qui fut opéré de la
même manière. Elle est racontée par M. Boulet,
de l'Hôtel-Dieu. La voici (2) : «Jean Gabriot ,
râpeur de tabac , âgé de 48 ans , portait depuis
cinq ans une hernie inguinale peu volumineuse et
facile à réduire , qu'il avait d'abord contenue par
un bandage. Mais depuis environ six mois qu'il
avait négligé cette précaution , il sortait de temps
en temps plus de parties qu'à l'ordinaire. La réduction était alors difficile. Le malade l'avait cependant toujours obtenue , à l'aide de la situation
horizontale et d'une pression modérée. Il ne fut

(1) Sabatier, *Médecine opérat.*, tom. 1, p. 78.
(2) Voyez *Journal de Desault*, tom. iii, p. 215.

pas aussi heureux le 7 mai 1791. Ses premiers
efforts furent suivis de douleurs et de nausées, qui
augmentaient encore chaque fois qu'il renouvelait
ses tentatives ; ce qui ne l'empêcha pas de les
continuer toute une semaine, pendant laquelle il
ne but que du vin et de l'eau-de-vie, dans l'espérance de calmer, avec ces liqueurs, les vomissemens qui le tourmentaient depuis le second jour.
Cet homme se fit enfin transporter à l'Hôtel-Dieu,
le 13 mai, à l'entrée de la nuit. On le mit aussitôt
dans le bain, et l'on couvrit ensuite d'un cata-
plasme émollient, non-seulement la tumeur, mais
tout le bas-ventre, qui se trouvait tendu et douloureux.

» Le lendemain le malade paraissait dans le plus
grand danger ; on ne put cependant le déterminer
à permettre l'opération, qu'on lui présentait comme
le seul moyen de lui sauver la vie. Rassuré par la
cessation du vomissement qui n'avait point eu lieu
depuis cinq ou six heures, parce qu'on ne lui avait
donné la nuit que quelques cuillerées de boisson,
cet homme d'une vigueur et d'une intrépidité peu
communes, fort de sa prétendue expérience et incapable de se laisser vaincre par le raisonnement,
demeura persuadé que sa hernie rentrerait à force
de la comprimer. On le reporta au bain où il exerça
de nouvelles pressions, qu'il continua long-temps,
malgré les douleurs atroces qu'elles lui occasio-

naient. Convaincu enfin de l'inutilité de ses efforts, il se résigna le soir à l'opération.

» La tumeur était alors dure et très-douloureuse. La peau qui la recouvrait était rouge et enflammée, le bas-ventre tendu et les circonvolutions des intestins marquées sur ses parois.

» Lorsqu'on eut incisé la peau, on trouva le sac herniaire extraordinairement épais, infiltré d'une humeur sanguinolente et presque noire. Il renfermait dans sa cavité une liqueur roussâtre et d'une odeur cadavéreuse. La hernie se trouvait formée principalement d'une masse considérable d'épiploon contuse et ecchymosée, qui enveloppait antérieurement une anse d'intestin d'un pouce et demi de long. Ces parties avaient contracté entre elles des adhérences qu'il fut facile de détruire avec le doigt. Les deux portions d'intestin qui formaient l'anse étaient fortement ecchymosées, et unies entre elles et avec la partie postérieure du sac herniaire par une substance que l'on détacha facilement avec le doigt, et qui ressemblait à du tissu cellulaire couenneux et infiltré de sang. La partie convexe de l'anse présentait en bas et un peu en arrière une escarre ronde de près d'un pouce de diamètre et d'un gris cendré, couleur qui est celle des intestins sphacélés.

» L'anneau inguinal était *libre*, et l'étranglement dépendait d'un *collet très-serré* que formait le péritoine à l'origine du *sac herniaire*. Après qu'on eut débridé ce collet avec la pointe d'un bistouri ordinaire conduit avec précaution sur la sonde cannelée, le doigt introduit dans l'abdomen fit reconnaître que les intestins étaient légèrement adhérens aux parois de cette cavité, tout autour de l'anneau, où l'inflammation avait sans doute été plus considérable. On détruisit encore ces adhérences, et l'on put alors retirer du bas-ventre une plus grande partie de l'intestin, qui se trouva enflammé beaucoup au-dessus de l'anneau. »

» La réduction ne souffrit aucune espèce de difficulté : on fit rentrer l'intestin tout entier, sans prendre d'autre précaution que de repousser la partie sphacélée la dernière, M. Désault étant convaincu par l'expérience que la portion d'intestin qui formait la hernie ne s'éloigne jamais de l'anneau, et qu'il n'y a pas à craindre d'épanchement dans le bas-ventre lors de la séparation de l'escarre, parce que l'inflammation aura nécessairement produit l'adhérence de l'intestin avec les parties voisines, avant que d'avoir opéré cette séparation. »

Le malade fut guéri en cinquante jours.

Voilà des faits bien constans qui prouvent ma théorie, en même temps qu'ils en autorisent la pratique. Ainsi je propose de réduire l'opération à couper le collet du sac herniaire qui étreint, dans les cas si nombreux où l'anneau ne comprime rien.

Ce collet fait une saillie circulaire dans le canal inguinal où il représente un second anneau beaucoup plus étroit que l'ouverture extérieure de ce canal. Cette saillie circulaire est placée plus ou moins bas, et elle a plus ou moins de relief, suivant le degré de largeur du canal et le degré d'ancienneté de la hernie. Elle est environnée de toutes parts de tissu cellulaire enflammé et gorgé de sang. (*Voy.* les Fig.) Il suffit de l'inciser jusqu'à la *paroi* du canal, pour en rétablir les dimensions primitives et lever l'étranglement.

L'opération est donc plus simple et moins périlleuse. On y trouve d'abord l'avantage inappréciable de ne point risquer de blesser une artère; et quand elle est achevée, il reste dans l'intégrité de l'aponévrose une sûreté de plus contre la récidive.

Les bords de la petite incision faite au collet du sac herniaire se rapprochent et se soudent : il ne faut peut-être pas quatre jours pour cela. L'ouverture annulaire que cette cicatrice a reproduite étant trop étroite pour laisser repasser l'intestin qui est rentré, l'adhérence des parois du sac vide qui se plisse et se réduit en cordon finissant d'ailleurs par la boucher solidement, la cicatrice de la peau et du tissu sous-cutané qu'on a incisés renforçant tout ceci, l'anneau ramolli reprenant son ressort et achevant la cure, il s'ensuit une guérison complète de la hernie, comme il est arrivé à Joseph

Pénel, et comme souvent il arrive, sur la foi de Dionis (1).

Ainsi, toutes les fois que l'étranglement sera venu plus tard que la hernie, à quelque occasion qu'il soit arrivé, ce ne sera pas à l'anneau, mais au sac herniaire qu'il faudra l'attribuer. Si l'opération devient indispensable, quand l'incision des tégumens sera faite, on trouvera l'aponévrose détendue et l'anneau épaissi; il sera facile de s'y faire jour, souvent même assez pour y placer un doigt avec l'intestin.

Ce sera le cas de faire l'opération comme je l'ai proposée. On se servira du bistouri courbe qu'on emploie d'ordinaire à cet usage. En le retirant du canal inguinal où il sera passé, on fera une incision haute de deux lignes sur le col du sac herniaire, qui ne peut pas avoir beaucoup plus d'épaisseur, et l'on n'appuiera pas sur l'anneau, qu'il faudra laisser intact.

Mais toutes les fois qu'il se sera fait une hernie à l'occasion d'un effort ou de quelque mouvement violent, et que les symptômes de constriction se seront déclarés sur l'instant même, il faudra comp-

____

(1) Voyez au sujet de la rétrocession et de l'oblitération du sac herniaire, les chapitres VI et VII des *Recherches* de M. J. Cloquet. Ils sont remplis d'observations nouvelles et très-satisfaisantes.

ter qu'ils sont produits par l'anneau (1), qui se
sera ouvert par force et n'aura pas totalement cédé.
L'aponévrose découverte paraîtra dure, roide,
tendue, mince et tissue de fibres brillantes. Si l'intestin est fortement déprimé en cet endroit même,
si l'on ne peut mettre aucune distance entre l'anneau et lui, soit en l'abaissant, soit en le déplaçant
à droite et à gauche, et s'il n'est pas possible d'y
faire passer de corps plus gros qu'une sonde cannelée, il sera clair que cette aponévrose comprime;
cependant il ne sera pas encore prouvé qu'il soit
nécessaire de l'inciser.

On sait que, de l'aveu même de Leblanc, la dilatation n'est pas facile à opérer sur les hernies nouvelles; néanmoins il faudra l'essayer, non pas avec
le doigt, qu'on ne pourrait introduire, ni avec le di-
latateur, qui tient aussi trop de place, mais avec la
palette d'une spatule ordinaire dont les bords seraient plus épais et plus arrondis. On la ferait
glisser sous le bord supérieur de l'anneau autant
qu'on le jugerait convenable, et l'on pourrait, en la

____

(1) « Quand une hernie s'étrangle au moment de sa for-
» mation, il n'y a point de doute que l'étranglement ne soit
» opéré par le bord de l'ouverture tendineuse. » Lawrence,
Traité des hernies, p. 52. — « Lorsqu'une hernie se forme
» rapidement et s'étrangle presque aussitôt, la constriction est
» opérée par l'anneau fibreux et élastique..... » J. Cloquet,
Recherches, p. 138.

soulevant, allonger l'ouverture sans la rétrécir (1). Il faut dilater avec lenteur par des mouvemens d'élévation doux et progressifs.

Il n'est pas concevable qu'on ait reproché à cette opération d'élargir l'anneau : c'est précisément ce qu'on veut en obtenir. Au reste il suffit d'un peu de temps et de repos pour réparer ce mal qui était nécessaire, et le plus léger de tous ceux qui pouvaient arriver.

Si l'intestin est trop étroitement serré, ou bien si l'aponévrose résiste à la dilatation trop fortement, la nécessité d'inciser l'anneau sera démontrée. Il faudra le faire avec toutes les précautions convenables, en suivant de point en point les excellens préceptes donnés à ce sujet par tant de grands maîtres.

(1) On pourrait, si on l'aimait mieux, se servir du crochet mousse dont parle Richter et de la manière qu'il l'indique, § 2₁3, tom. 1, p. 291. — Mais il faudrait bien se garder d'essayer de dilater l'anneau en tirant sur le sac, comme il le conseille ensuite (même page).

CHAPITRE V.

De la cure radicale des hernies.

LE tissu aponévrotique est contractile de la même manière qu'il est extensible, c'est-à-dire par degrés. Il faut d'abord que l'effort d'extension cesse pour qu'il commence à se resserrer, puis il revient petit à petit à l'aide d'un mouvement insensible, mais continuel; il s'affermit jour par jour, et finit par retrouver sa vigueur.

Ce phénomène ne dépend pas d'un attribut uniquement départi aux aponévroses ; il est commun à tous les tissus de l'économie animale. Le plus inflexible se fléchit à force de temps, et le plus dilatable se resserre. Ce n'est pas une propriété spéciale, ni un mode particulier de l'exercer, c'est une simple action vitale, dépendante du mode de circulation, et par suite du mode de nutrition, qui furent altérés, changés petit à petit par l'extension lente, et qui reprennent peu à peu leur caractère normal pour la contraction insensible. Les os se gonflent et s'amollissent afin de céder; la peau, qui s'étend, rougit; Bichat, que ceci contredit, a fait lui-même observer que, dans l'extension graduelle à laquelle se prêtent les organes, qu'il nomme exclusivement *fibreux*, ces organes, loin de s'amincir en s'élargissant, prenaient au contraire plus d'épaisseur (1). Ainsi partout changement de vitalité dans les tissus, visible par le changement de leur mode d'existence et par la différence des résultats.

Ce phénomène se rattache certainement à une loi très-générale, et par conséquent très-importante qu'on n'a pas encore posée.

En médecine, pour conclure le remède, on raisonne communément sur la définition du mal, ou sur son nom quand il donne une idée claire et vaut lui-même une définition. C'est une inflammation; il faut rafraîchir; c'est de la bile dans l'estomac, il faut vomir pour la rejeter; c'est une chute de l'intestin, il faut le soutenir, et de là tous les moyens imaginés, toutes les opérations pratiquées pour le soutenir. Cette méthode de raisonnement est dangereuse; c'est sur la cause et le mécanisme du mal qu'il faut juger du remède, c'est aussi contre eux qu'il faut l'appliquer. Il faut détruire la cause du mal, et changer le mouvement qu'elle a produit. Si nos auteurs de traités généraux avaient su cela, ils auraient fait de meilleurs livres et propagé moins d'erreurs.

) *Anatomie générale*, tom. III, p. 162.

L'intestin qui tourmente l'aponévrose par son poids et ses oscillations continuelles, entretient sa mollesse et en dilate l'ouverture. Retirez-en l'intestin ; aussitôt le mouvement vital contre nature qu'il y avait déterminé, s'arrêtera ; l'aponévrose guérissant peu à peu, son ouverture se fermera de jour en jour, la force qu'elle avait perdue reviendra, et comme autrefois elle pourra retenir l'intestin dans l'abdomen.

Voici une histoire que Forestus rapporte sur la foi d'Avenzoar. Un jeune homme affligé d'une hernie, resta couché deux mois sur le dos, et il fut guéri seulement à l'aide de ceci et d'un bon régime ; car il n'a fait usage d'aucune espèce de médicament (1).

En voici une autre rapportée par Fabrice de Hildan. Un vieillard sexagénaire portait depuis vingt années une très-grosse hernie intestinale, et avait vainement employé contre elle la science et les remèdes des plus habiles. Mais un jour il fut attaqué d'une maladie qui le retint six mois entiers dans le lit. Au bout de ce temps il ne restait plus de trace de sa hernie, et il n'a plus fait usage de ses compresses ni de ses ligatures (2).

Que dire à ceci ? Vous conclurez si vous voulez

(1) Forestus, lib. 27, obs. 10.
(2) Hild. cent. 5, obs. 54.
On trouve une histoire pareille dans celles qu'on a placées

avec Hildan et Ettmuller qu'une longue supination
est l'unique remède, la véritable panacée des hernies. Pour moi, je pense qu'il est démontré par ces
faits que le meilleur moyen d'en guérir, est d'éloigner entièrement l'intestin de l'ouverture qu'il dilate.

« Le principal aide, disait Paré, consiste à em-
» pêcher l'intestin de descendre pendant que na-
» ture opère. (1) » Cela est bien vrai, mais on le fait
bien mal. Tous les bandages contentifs, quelque
forme qu'on leur donne, depuis le mystérieux pa-
pier de Théodore jusqu'au brayer de nos jours, ne
repoussent l'intestin que jusqu'à l'anneau ; ils l'em-
pêchent de retomber au scrotum, mais ne l'empê-

à la suite de la quatrième centurie des observations de
Rivière , et dont l'auteur n'a pas été nommé. — Le malade
habitait Avignon ; il portait depuis dix ans une hernie, dont
il souffrait beaucoup quand la température devenait aus-
trale. On lui fit garder le lit pendant un mois, on lui re-
commanda de tenir les cuisses rapprochées autant que possible, et de ne jamais les écarter beaucoup ; on le mit à un
régime sec, et on lui posa sur l'aine malade un emplâtre
astringent. Au bout du mois il fut guéri.

(1) C'était aussi l'opinion de Camerarius. Voyez la note
de M. Rougemont, qui blâme les praticiens de n'avoir fixé
leur attention que sur le collet du sac et sur l'anneau, sans
prendre garde au relâchement du mésentère, et qui recommande beaucoup la supination jointe à l'usage du brayer,
pour guérir ce relâchement. (Trad. de Richter, t. 1, p. 425.)

chent pas de revenir dans le canal inguinal. Voilà pourquoi le succès de ces bandages est si rare, et pourquoi ils guérissent si lentement quand il arrive qu'ils guérissent.

Mais durant le coucher sur le dos, les intestins ne rentrent plus dans l'anneau; ils n'y touchent même pas. Rien n'empêche qu'il ne reprenne sa forme naturelle aussi promptement que cela est possible; rien n'empêche non plus que le sac herniaire, affaissé, déjà enflammé, se soude, s'adhère à lui-même par tous les points de sa surface, se ferme pour jamais à l'intestin qu'il recélait, et serve encore à rétrécir et à barrer le canal inguinal où il passait. Trouvez un remède plus commode qui remplisse aussi bien la condition essentielle, je le déclare d'avance préférable à celui-ci; mais jusque-là convenez qu'il est le meilleur de tous, et qu'il faut s'en servir.

Il est bien surprenant que le traitement radical d'une maladie aussi fatigante et aussi dangereuse qu'une hernie, soit négligé comme il l'est depuis cinquante années. J'aime mieux encore les emplâtres et les herbes du seizième siècle, que l'inaction absolue dans laquelle on demeure aujourd'hui. On ne guérit plus, on guérissait alors; non pas avec le remède qu'on vantait, mais avec la méthode qu'on suivait en l'employant. Certainement le malade ne retirait aucun profit des poils de lièvre en pilules, ni de la peau de bouc en décoction, ni de la poudre de piloselle, ni de l'osmonde, ni du plantain, ni du jus de l'herbe si vantée d'Hollerius, qu'on mettait dans sa soupe ou dans son vin ; il en retirait même assez peu des mastics et des emplâtres de toute espèce qu'on appliquait sur le mal. Ce qui le guérissait, c'était la compression exercée long-temps et fortement dans l'aine, c'était le repos absolu et les précautions nombreuses, mais nécessaires, qu'on faisait prendre durant le traitement.

Du temps d'Aëtius on faisait boire aux enfans malades une décoction de cyprès, on mettait sur l'aine, après avoir fait rentrer l'intestin, des feuilles de cyprès qu'on y soutenait avec des ligatures. On ne renouvelait ce pansement que trois fois, et chaque fois au bout de dix jours. Pendant les trente jours que durait ce traitement, les enfans restaient couchés et buvaient de l'eau de cyprès (1).

Saporta, médecin de Montpellier, faisait mettre sur l'aine des emplâtres astringens, qu'on y retenait avec un bandage très-serré, afin d'empêcher aussi les intestins replacés de retomber. Puis il ordonnait à ses malades de rester couchés pendant quarante jours, sans parler fort haut et sans remuer (2).

(1) Aëtius, *Tetrab.* IV, *sermo* II, cap. 24.
(2) Saporta, *de tumoribus*, pag. 389.

Paré conseille d'abord la fomentation astringente et l'emplâtre *contra rupturum* ; ensuite il recommande de bien bander, avec compresses et brayers propres à *tel affaire*, la partie sur laquelle ils seront mis, de tenir l'enfant dans son berceau l'espace de trente à quarante jours, et surtout de le garder autant que possible de crier et de tousser (1).

La poudre de limaçons rouges calcinés était aussi, selon Paré, un excellent remède pour les enfans, voire même pour les grandes personnes, et il rapporte une histoire en preuve de cela. Cette histoire est celle de l'épistolier de Saint-André, si connue depuis que M. Richerand l'a transcrite dans son livre qui est aux mains de tout le monde. Mais l'épistolier avait un bandage qu'il porta l'espace de cinq ou six mois.

Le prieur de Cabrières, qui devint si célèbre, guérissait avec sa méthode, et non par son remède. Il faisait boire pendant vingt = un jours d'une espèce de vin composé secrètement, et appliquer à l'endroit du mal un emplâtre aussi secret. Il exigeait qu'on portât jour et nuit un bandage, qu'on ne s'assît jamais, qu'on restât continuellement debout ou couché. Il était permis de marcher, mais non d'aller à cheval, en carrosse ou en charrette. Il fallait se bien garder de toute espèce d'ex-

(1) Œuvres d'Ambroise Paré, pag. 232.

cès. Après les vingt-un jours de remèdes, il était nécessaire de porter durant trois mois encore le brayer jour et nuit. On ne pouvait monter à cheval qu'au bout de ces trois mois, et ces jours-là il fallait remettre son bandage, de peur d'accident.

On n'a remarqué de tout ceci que le vin et l'emplâtre. Ces corps compactes étaient visibles à l'œil et se touchaient au doigt, tandis que le reste était simplement écrit (1). On a attribué à ces remèdes des avantages qu'on devait tous à la compression et au repos.

Le prieur de Cabrières eut des succès. S'il avait exigé qu'on suivît son traitement plus de quatre mois, et qu'on gardât le repos absolu plus de trois semaines, il en eût obtenu davantage.

L'épistolier d'Ambroise Paré qui portait un bandage et avalait du limaçon rouge, ne fut guéri qu'au bout de cinq ou six ans ; le vieillard de Hildan, qui ne fit rien que demeurer sur le dos, le fut en six mois ; le jeune homme d'Avenzoar, qui resta aussi sur le dos, le fut en deux mois ; les enfans qu'on bandait avec un brayer *propre à tel affaire*, et qu'on tenait dans leur berceau aussi sur le dos, l'étaient

(1) Quand certaines gens de village et de ville me viennent consulter, ils écoutent mon avis, puis me saluent fort poliment, et s'en vont si je n'ai pas de remède à leur donner ; mais si je leur mets dans la main quelques racines ou quelques fleurs, ils s'arrêtent, demandent ce qu'ils doivent et paient.

en trente ou quarante jours. « Chose admirable, que
» nature guérisse des maladies estimées incurables,
» si elle est tant soit peu aydée ! »

Profitons de l'expérience. N'exposons pas tant
d'hommes à une infirmité de toute la vie, quand il
est possible de les guérir en si peu de temps.

Je ne doutais pas des faits que je viens de rapporter sur la foi d'hommes si recommandables ; je
concevais d'ailleurs l'action de leurs moyens, et je
trouvais raison de leurs succès. J'ai pris dans
leurs méthodes ce que j'y ai trouvé d'essentielle-
ment bon, et je l'ai mis, non à l'épreuve, mais en
pratique.

Dans le mois d'avril 1820 une femme Samson
est venue me montrer son enfant, âgé de deux
mois, et affligé d'une hernie inguinale depuis sa
naissance. Il était faible et souffrant d'ordinaire ;
il pleurait et criait souvent. J'entrepris de le guérir. Je fis rentrer l'intestin, qui était sorti à gauche ;
j'appliquai sur l'aine malade, et sur l'autre, de
petites compresses triangulaires pliées en double
seulement pour qu'elles se tinssent mieux ensem-
ble. Avant de les placer, je les trempais dans de l'eau
fortement chargée d'alun. Je les élevais à la hau-
teur de trois centimètres ; je voulais qu'elles pussent
bien remplir les aines et dépasser la saillie de la
symphyse des os pubiens, afin que le bandage en
spica double avec lequel je les soutenais, exerçât

sur elles une assez forte compression. A chaque
tour de la bande dont je me servais pour faire le
spica , et que je serrais passablement , je faisais
placer une épingle ou coudre un point , et le bandage achevé était tellement solide qu'il n'aurait pu
se déranger d'une semaine. Je le renouvelais tous
les quatre jours. La mère avait soin de l'entretenir
continuellement mouillé de la solution d'alun. Il
lui était recommandé de laisser l'enfant dans son
berceau et sur le dos aussi constamment qu'il était
possible de l'exiger. On sait que les enfans de cet
âge dorment beaucoup , et restent couchés comme
on les pose. — Je ne pansai celui-ci que huit fois;
au trente-deuxième jour il était parfaitement guéri.
L'anneau malade était redevenu aussi ferme et
aussi étroit que celui du côté sain.

L'alun dont je me suis servi ne fut pas inutile.
Peut-être qu'il a hâté le resserrement de l'aponévrose ; mais à coup sûr il a empêché la peau de
s'enflammer et de s'excorier par la saleté du bandage : elle resta constamment blanche et saine.
L'eau dont l'appareil était mouillé, l'empêchait de
s'imprégner de beaucoup d'urine; elle repoussait
aussi les autres saletés , et délayait ce qu'elle était
forcée d'en recevoir.

Le quatrième jour, quand je levais l'appareil ,
je trouvais le bandage malpropre ; jamais il n'était
corrompu. Comment donc est-il possible qu'un

homme estimable ait écrit dans un livre élémentaire , qu'il vaudrait peut-être mieux laisser l'enfant avec sa hernie, que d'employer pour le *guérir* un semblable appareil , parce qu'il est sujet à se déranger et à se gâter ?

Mais voici quinze mois que ces choses se sont passées (1) ; on n'a pas revu la plus légère apparence du mal ; l'enfant demeure bien guéri. Jamais il n'a porté de bandage depuis ce temps (2).

(1) Aujourd'hui, 4 août 1821.

(2) Mohrenheim, Armstrong, Hamilton, Underwood et M. Rougemont recommandent, pour guérir les enfans qui ont des hernies inguinales, de se borner à éloigner seulement les causes du mal , et de laisser le mal comme il est, espérant qu'il disparaîtra peu à peu, à mesure que l'enfant prendra des forces. Pendant la première année au moins, ils proscrivent les bandages quels qu'ils soient. Ils les permettent pour la hernie ombilicale , parce que là ils n'ont pas à craindre l'humidité et la saleté.

On voit clairement que cette méthode se réduit à peu près à ne rien faire. Je ne conçois pas qu'il vaille mieux laisser un enfant exposé durant plusieurs années à des accidens graves et attendre sa guérison de la nature ou du hasard, que de le guérir sûrement et promptement à l'aide d'un bandage, parce que ce bandage sera sujet à se mouiller. — Quand l'enfant aura un an , sera-t-il beaucoup plus propre ?

En général, quand une hernie n'est pas contenue, le mal s'aggrave. Tant que l'intestin passe dans l'anneau, il le tient ouvert et il le dilate chaque jour davantage.

Si les hernies des enfans se guérissent souvent seules,

Il me semble qu'il est maintenant bien assuré par tout ce qui précède, que l'anneau inguinal n'est pas élastique autant qu'on le suppose, qu'il ne revient pas contre l'intestin qui s'y engage, et que quand il le comprime, c'est uniquement parce que l'écartement qu'il a éprouvé n'est pas en rapport avec le volume de l'intestin qu'une force violente y a poussé;

Que dans une foule d'autres cas, il se dilate par maladie, comme il se resserre par guérison;

Qu'il faut penser la même chose pour toutes les dépendances du tissu fibreux, et avouer que les cas où l'on doit attribuer l'étranglement aux aponévroses sont rares;

Qu'il faut, au contraire, convenir que les cas d'é-

cela prouve combien peu de chose il faudrait pour les guérir artificiellement.

La facilité avec laquelle les hernies guérissent est en raison de la durée du mal et de la jeunesse du malade. Moins le mal est vieux et plus le malade est jeune, plus aussi la hernie se guérit aisément. On ne la guérit jamais plus vite que sur les petits enfans.

Comptez aussi combien cet âge est favorable au traitement qu'il faut employer. Les petits enfans dorment si souvent, ils sont si long-temps et si immobiles dans leur berceau, ils gardent si bien la position qu'on leur donne ! — Ne serait-il pas avantageux qu'ils fussent guéris avant la dentition, où le mal redoublerait par les cris que la souffrance leur fait alors pousser ?

tranglement par le collet du sac herniaire sont communs et nombreux ;

Et que l'inflammation dont il est si souvent et si continuellement affecté, maintes fois exaspérée par mille accidens douloureux, produit enfin ce gonflement et ce rétrécissement excessifs qui en ferment l'ouverture au point d'étreindre l'intestin.

Je crois encore avoir prouvé qu'il est possible de guérir de ce mal, dit *incurable*, et que les moyens d'y parvenir sont faciles et doux, puisqu'il ne faut pour cela que du temps et du repos. J'ai donc l'espérance qu'ils seront adoptés et pratiqués, et que cet écrit que je publie, utile pour la science, sera aussi profitable aux hommes.

FIN.